Elternratgeber Pubertät: Der ultimative Erziehungs-ratgeber

Wie Teenager Mädchen Empathie lernen, Gefühle verstehen durch bedürfnisorientierte Erziehung

Inhaltsverzeichnis

Vorwort

Die Stimmungsschwankungen Ihrer Tochter haben angefangen und Sie werden morgens nicht mehr mit einem lieben und netten lächeln begrüßt das aus dem Gesicht Ihrer Tochter stammt? Stattdessen bekommen Sie einen mürrischen, genervten Blick zugeworfen, der Ihnen signalisieren soll „Sprech mich nicht an!“ Solche oder ähnliche Situationen werden Sie jetzt wohl öfter erleben. Manchmal wird es Ihnen leicht fallen, mit den Stimmungsschwankungen Ihrer Tochter umzugehen und an anderen Tagen, werden Sie sich vermutlich von solchen Reaktionen persönlich angegriffen fühlen und es kommt zu Auseinandersetzungen. Es ist ja nicht jeder Tag gleich und Sie werden sich auch denken, ich muss mir ja nicht alles gefallen lassen. Es ist nicht immer leicht, mit der Verhaltensweise einer Pubertierenden umzugehen. Um mehr Verständnis für Ihre Tochter zu bekommen ist es wichtig zu wissen was da so während der Zeit passiert, wenn die Pubertät eintritt. Wann die Pubertät genau eintritt kann man nicht so genau sagen. Normal kommen Mädchen auch früher in diese Phase als Jungs die etwas länger brauchen und auch ganz ander Verhaltensweisen aufzeigen als Mädchen. In der Pubertät verändert sich in den Köpfen des heranwachsenden Nachwuchses sehr viel – und das bekommen schließlich dann auch die Eltern zu spüren. Da kommt es dann oft zu Streitereien, Eltern und Kind schreien sich gegenseitig an, weil das Kind eben der Meinung ist, dass es das schon dürfen sollte, aber die Eltern sehen das anders... Da ist es schon wahrlich ein Kunststück die Nerven zu behalten. Doch gerade in dieser schwierigen Zeit ist es wichtig, dass Sie als Eltern Ihrem Kind den Halt und die Stützung geben, die es braucht, um zu einer selbstständigen, glücklichen Person heranzuwachsen. Dazu gehört auch zu akzeptieren, dass das Kind in dieser Zeit sehr launisch und oft mürrisch sein kann und ihm trotzdem die Unterstützung und Liebe zu geben, die es gerade in dieser schwierigen Phase des Lebens braucht. Dieser Ratgeber soll Ihnen zunächst erklären, warum Ihre Tochter denn überhaupt plötzlich so anders geworden ist. Wir alle haben zwar die Pubertät in unserem Leben durchlebt, aber was genau da im Körper passiert und woher diese ganze „schlechte Laune" immer herkommt, das wissen wir höchstens noch aus dem Biologieunterricht in der siebten Klasse. Deswegen werde ich Sie im ersten Kapitel dieses Buches auf einen kurzen Exkurs in die Biologie des Menschen mitnehmen und Ihnen vor Augen führen, wer der Übeltäter für die ganzen „Ich hab aber kein Bock auf Familienfeste!" Ihres heranwachsenden Kindes ist. Danach geht es um ein Problem, was jeder Erwachsene während der Zeit der Pubertät zur Genüge kennt: Die jungen Damen meinen inzwischen erwachsen zu sein und dass Regeln für sie nicht mehr gelten würden. Wie Sie damit richtig umgehen, erfahren Sie in Kapitel 3; außerdem beschäftigen wir uns dort mit weiteren, spezifischeren Themen wie den Umgang damit, dass mein Kind aggressiv ist, klaut, lügt, oder die Schule schwänzt. Und warum möchte mein Kind plötzlich keinen Abschiedskuss mehr? Dann erkläre ich Ihnen das Phänomen Freunde in der Pubertät, die auf einmal so viel wichtiger als die Eltern zu sein erscheinen. Wie gehe ich als Elternteil mit „falschen Freunden“ um, was tue ich, wenn mir der Umgang meines Kindes nicht passt? Weiter geht's mit einem sehr wichtigen Thema: die Aufklärung. Viele Eltern kämpfen mit Schwierigkeiten, wenn es darum geht, dieses Thema richtig anzusprechen. Das Kapitel soll Ihnen ein paar Tipps und Hinweise geben, wie Sie das Gespräch gestalten können, um den bestmöglichen Ausgang zu erreichen. Auch wenn Ihre Tochter es niemals zugeben würde, so sehnt sie sich nach Zuneigung von seinen Eltern. Wie Sie diese richtig vermitteln können, ohne dass er mit einem trotzigen „Mama, Papa, ihr seid ja sooooooooo peinlich!!“ Entgegenkommt, erfahren Sie im siebten Kapitel.

Nicht nur für die Pubertären ist die Zeit des Heranwachsens eine aufregende Zeit; auch Eltern durchleben eine Art Pubertät. Im vorletzten Kapitel zeige ich Ihnen, was denn während der Pubertätszeit eigentlich bei Ihnen selbst so vorgeht.

2. Was ist denn eigentlich die Pubertät?

Sicherlich erinnert sich kaum einer von uns mit Freuden an die Pubertät zurück. Für jeden Heranwachsenden ist diese Zeit, in der sich alles verändert, einer der anstrengendsten Phasen des Lebens, und das bekommt auch jeder um ihn herum zu spüren.
Doch was passiert denn jetzt eigentlich im Körper während der Pubertät? Was sorgt dafür, dass sich die Teenager so verhalten, wie sie es eben tun?

Wir laden Sie dazu ein, dieses Kapitel möglicherweise auch gemeinsam mit ihrem Kind zu lesen. Wenn man selbst versteht, warum was passiert, fühlt man sich schnell ein bisschen besser.
Um diese Fragen zu beantworten, machen wir eine kleine Zeitreise zurück in den Biologieunterricht der siebten Klasse.

Die Pubertät ist die Zeit, in der ein Kind zum jungen Erwachsenen heranwächst, und dabei setzen auch das Eintreten der sexuellen Reife und die Fähigkeit zur Fortpflanzung mit ein. Das Mädchen wird allmählich zur Frau, der Junge zum Mann. Im Normalfall tritt diese Zeit im Zeitraum von 10. bis zum 16. Lebensjahr ein, aber es kann auch sein, dass schon bei einer Neunjährigen oder auch erst mit achtzehn die Pubertät einsetzt.

Dieser Zeitpunkt ist sehr variabel und das ist auch ganz normal. Man kann sich an ein paar Faktoren orientieren, zum Beispiel spielt die Vererbung bei manchen Menschen eine Rolle. Wenn die Eltern beide eher Spätzünder waren, dann ist die Wahrscheinlichkeit, dass auch beim Kind die Pubertät eher später anfängt, recht hoch. Bei Mädchen kann der Zeitpunkt auch von Ernährung und sportlicher Aktivität abhängen. Dies liegt daran, dass bei ihnen Fettzellen die Produktion von Geschlechtshormonen beeinflussen. Demnach kann eine plötzliche Gewichtszunahme und damit Steigerung des Körperfettanteiles den Eintritt der Pubertät beschleunigen, eine frühe Essstörung oder hohe sportliche Aktivität können sie dagegen verzögern. Generell ist die körperliche Gesundheit ausschlaggebend für den Zeitpunkt, an welchem die Pubertät eintritt. Sind Regelkreise, Nervenzentren oder die Schilddrüse beschädigt, so kann auch dies das Einsetzen verzögern. Bei emotionaler Gesundheit ist überraschenderweise das Gegenteil der Fall: ist man seelisch schon als Kind stark belastet, tritt die Pubertät früher ein.

Auch wie lange die Pubertät andauert, ist von Kind zu Kind unterschiedlich. Normalerweise ist diese jedoch spätestens mit dem 21. Lebensjahr abgeschlossen.

Was genau passiert nun im Körper eines Heranwachsenden?

Viele der körperlichen Veränderungen in der Pubertät sind zunächst von außen gar nicht sichtbar. Somit auch der „Auslöser“: Kurz bevor irgendwelche Anzeichen sichtbar werden, werden Hormone ausgeschüttet, die sozusagen den Startschuss für die Veränderungen des Körpers geben. Meistens ist dann das erste sichtbare Merkmal ein Wachstumsschub. Zu beachten ist, dass nicht unbedingt alle Körperteile gleichzeitig wachsen, weswegen die Proportionen während dieses Wachstumsschubes manchmal ein wenig verschoben wirken. Dann sind auf einmal die Arme zu lang und die Füße zu kurz; doch das ist gar nicht schlimm, denn spätestens mit dem Abschluss der Pubertät stimmt das wieder. Bei Mädchen wird für den Wachstum das Wachstumshormon Somatotropin und das Insulin- like growth factor 1 (IGF-1) ausgeschüttet. In Verbindung mit Sexualhormonen sorgen diese dann für den typisch weiblichen Körper: Die Knochen wachsen, das Skelett verändert sich. Von außen sieht man das Wachstum anhand einer breiteren Hüfte, der nun auffälligeren Taille oder der Brust. Verantwortlich dafür sind aber nicht nur das Knochenwachstum, sondern vor allem auch an der Fettverteilung, die bei Mädchen zum Beispiel an den Beinen und am Becken ansetzt.

Das hauptsächlich verantwortliche Hormon hierfür ist bei Mädchen Östrogen. Es sorgt dafür, dass die 3.

primären Geschlechtsorgane – also Eierstöcke, Gebärmutter und Scheide – heranreifen. Außerdem entwickeln sich die sekundären Geschlechtsmerkmale, also Brüste und Achsel- sowie Intimbehaarung. Wichtig zu wissen ist, dass dies natürlich nicht einfach über Nacht geschieht, sondern mehrere Jahre braucht, um sich zu entwickeln.

Am allerwichtigsten ist bei den meisten heranwachsenden Mädchen jedoch der Eintritt der ersten Regelblutung. Sie zeigt, dass die Geschlechtsteile gesund heranwachsen. Wissenschaftlich auch Menarche genannt, kennt man sie eher als „Ich habe meine Tage“, „die Periode ist mal wieder da“ oder „schon wieder diese Zeit des Monats“. Wenn ein junges Mädchen zum ersten Mal Blut in ihrer Unterwäsche entdeckt, kann das ohne die entsprechende Aufklärung schnell beängstigend wirken. Daher ist es wichtig, beim Eintritt der Pubertät zu wissen, dass die Menstruation gar nichts Schlimmes ist, im Gegenteil – sie zeigt, dass der Körper gesund heranwächst. Bevor sie jedoch das erste Mal auftritt, wird das heranwachsende Mädchen zunächst einen weißlichen Ausfluss – Weißfluss genannt – auffinden. Aber keine Angst, auch dies ist ganz normal und spricht für eine gesunde Entwicklung. Die Menstruation selbst kann mit dem Menstruationszyklus näher erläutert werden; dieser Zyklus geht immer vom ersten Tag der Regelblutung bis zum letzten Tag vor der nächsten. Am Anfang ist es komplett normal, dass dieser Kreislauf noch nicht ganz regelmäßig stattfindet. Die Zykluslänge und – Dauer muss sich über die Zeit erst einpendeln. Sobald dies der Fall ist, dauert ein Zyklus bei den meisten Frauen etwa einen Monat. Die Dauer der Regelblutung selbst kann zwischen vier und sieben Tagen variieren, doch auch dies kann abweichen.

Von älteren Mädchen hört man oft, dass die Periode unangenehm sei, man sich emotional auch nicht besonders gut fühlen würde und generell alles anstrengender sein. Aber auch dies ist ganz individuell. Zwar stimmt es schon, dass viele Frauen Schmerzen im Unterleib spüren (welche übrigens durch das Zusammenziehen der Gebärmutter beim Ablösen der Schleimhaut entsteht, also auch hier keine Angst, dies ist ganz normal), doch das muss noch lange nicht bei allen der Fall sein. Manche Mädchen spüren bei ihren ersten Menstruationen vielleicht noch gar keine Schmerzen, dafür später, oder andersherum. Auch Beschwerden wie Heißhunger, Übelkeit, Kopfschmerzen oder Ziehen in der Brust sind recht häufig. Allerdings ist das alles in den allermeisten Fällen komplett harmlos und vergeht schnell wieder. Entspannung, eine Wärmflasche oder auch Sport kann dieser Zeit Wunder tun.

Neben der ersten Periode ist auch das Brustwachstum für die meisten jungen Mädchen etwas unglaublich Aufregendes. Erneut gilt hier: Beginn und Dauer ist bei jedem unterschiedlich. Wie so viele Prozesse wird das Wachstum durch Hormone gesteuert und ausgelöst. Die Entwicklung des Busens, wie die Brust bei Frauen auch genannt wird, verläuft über Jahre und läuft meist schon vor der ersten Menstruation ab. Während des Wachstums kann die Brust sehr empfindlich reagieren. Es ist ganz normal, dass manchmal eine Brust schneller als die andere zu wachsen scheint oder auch dass nach Abschluss des Wachstums die Brüste nicht die gleiche Größe haben. Dies ist genetisch festgelegt und variiert von Frau zu Frau.

Es kommt nicht selten vor, dass die Pubertät bei Mädchen dafür sorgt, dass diese sich nicht wohl in ihrem Körper fühlen. Viele sprechen davon, dass sie sich „zu fett" finden würden, und versuchen dies mit waghalsigen Diäten und Hungerkuren zu kompensieren. Doch diese schaden meist dem Körper mehr, als dass sie helfen. Mein Tipp: Sport. Er hilft nicht nur bei Bedarf die Pfunde purzeln zu lassen, sondern ist auch extrem wichtig, um mit seinem verändernden Körper wieder in Einklang zu kommen und sich wohler zu fühlen. Während der Pubertät verändert sich auch das Gehirn, doch dieser Prozess geschieht nicht immer komplett reibungslos. Der präfrontale Kortex ist außer Funktion, was für die berüchtigten unvorhersehbaren Stimmungsausbrüche sorgt. Während der Pubertät, der „Umbauphase", gleichen all die verschiedenen, gleichzeitig ablaufenden Reaktionen im Gehirn tatsächlich einer Art Baustelle. Wissenschaftler interessieren sich für diesen Umbau besonders. So wurde beispielsweise schon herausgefunden, dass während der Pubertät graue Substanz im Gehirn ausgedünnt wird. Dieser Vorgang kann mit dem Beschneiden eines Baumes verglichen werden, denn durch dieses Ausdünnen werden unnütze Zellen, Verbindungen und Nervenbahnen abgebaut, damit andere dafür gestärkt werden können. Nervenbahnen, die vom Gehirn als nicht fördernd und nützlich angesehen werden, verschwinden; Nervenbahnen, die als wichtig und förderlich für die Entwicklung eingestuft werden, werden intensiver und effektiver. Somit haben die Erfahrungen, die ein Jugendlicher als Kind macht, nur bedingt Einfluss auf seine Entwicklung, da das Gehirn in der Umbauphase all diese auf den Prüfstand setzt, und dann abtrennt oder neu kombiniert. Während der Pubertät ist das Gehirn so formbar wie in keinem anderen Zeitpunkt des Lebens.

Abgesehen davon werden in einer gesunden Entwicklung viele Bereiche des Gehirns gestärkt. Die kognitiven Fähigkeiten – zum Beispiel Aufmerksamkeit, Gedächtnis, Integration von Information und Selbstkontrolle – werden ausgeprägt und auch das abstrakte Denken verbessert sich. Der Heranwachsende nimmt Belastungen und angenehme Reize viel intensiver wahr als noch vor der Pubertät. Der Grund, warum Jugendliche auf einmal später schlafen gehen wollen, liegt ebenfalls an einer Umstellung des Gehirns, denn der Schlaf-Wach-Rhythmus wird umgestellt. Auch andere Organe, zum Beispiel der Herzmuskel, wachsen.

Die verschiedenen Phasen in der Pubertät

Generell kann man in den verschiedenen Phasen der Pubertät verschiedene psychische sowie soziale Veränderungen des Jugendlichen beobachten.

Phase 1.

In der ersten Phase, welche etwa vom 10. bis zum 12. Lebensjahr andauert, erlebt das Kind auf psychischer Ebene ein verstärktes Schamgefühl (ja, das ist der Grund dafür, warum Ihr Kind auf einmal anfängt, die Badezimmertür abzuschließen), Stimmungslabilität und häufig auch Selbstzweifel bis hin in die leichte Depressivität. Auf sozialer Ebene häufen sich bei dem Heranwachsenden nun die Geheimnisse und Lügen; er versucht eine eigene Orientierung zu finden und findet sich dabei nicht selten in einem Starkult wieder; viele äußere Dinge wandeln sich (das Kind fängt plötzlich an, sein Zimmer neu umzustellen); eine kritische Distanz zur Erwachsenenwelt und auch den Eltern entsteht und die Geschlechterbeziehung verändert sich; es kommt öfters zu extremen Wutausbrüchen oder verklemmter Schüchternheit.

Phase 2.

In der zweiten Phase, welche sich etwa zwischen 13 und 15 Jahren einordnen lässt, überkommen den Teenager auf psychischer Ebene Allmachts- und

Größenfantasien; es kann vermehrt zu Identitätsproblemen kommen; der Jugendliche ist verletzbarer und angreifbarer und zeigt dies durch eine größere Verunsicherung, welche in massive Selbstwertprobleme ausarten können. Was das Verhalten angeht, haben viele Kinder in dieser Zeit den Drang dazu, mit typischen Rollenmustern zu experimentieren. Dies geschieht oft sehr überzogen und zeigt sich bei Jungs beispielsweise durch Lautstärke, Risikoverhalten oder „Macho-sein", während Mädchen tendenziell eher mit Schminken, Mode und Frisuren herumprobieren. Außerdem kommen es zu mehr – vom Jugendlichen ausgelösten – Provokationen und ein häufigerer Rückzug.

Phase 3.

Die dritte und letzte Phase zwischen dem 16. und 18. Lebensjahr sorgt dafür, dass bei den Heranwachsenden ein neues Selbstwertgefühl aufgebaut wird, welches jedoch nicht selten mit Selbstüberschätzung Hand in Hand geht. Daher ist es nicht verwunderlich, dass auch egozentrisches Denken nun verbreiteter auftauchen kann. Weiterhin macht sich der Jugendliche auf dem Weg zur Sinnfindung. Auf der Verhaltensebene beginnt nun die Zukunftsorientierung („Was möchte ich studieren? Welche Ausbildung wäre für mich gut?“); die Politisierung nimmt zu; der Jugendliche wird stetig selbstständiger und es kommt zu einer generellen Neuorientierung des Zusammenlebens. Hinter pubertären, für Erwachsene irrationalen und unsinnigen Verhalten kann oft ein tiefer Konflikt stecken. Diesen als Elternteil zu erkennen, ist essentiell dafür, seinen starrsinnigen Heranwachsenden mit dem Richtigen entgegenzukommen. Es lässt sich unterscheiden zwischen den „typisch männlichen“ und „typisch weiblichen“ Themen, Interessen und Verhaltensmustern.

Bei pubertären Jungen ist das Kämpfen, Rivalisieren und Kräfte messen meistens eine Suche nach Anerkennung, Spaß, Sport, dem Gefühl nach Stärke und Gruppenzugehörigkeit und eine gute Gelegenheit, seinen eigenen Körper zu spüren und seine Kräfte kennenzulernen. Allerdings kann es auch ein Zeichen von der Angst, zu unterliegen, sein. Stereotypisches Macho-Gehabe oder eine generelle Machtdemonstration wird genutzt, um seine Gefühle kontrollieren oder auch verstecken zu lernen und vor allem um cool vor Anderen zu wirken. Oft steckt dahinter die Angst, vor Versagen und Schwäche sowie, die Angst, kein vollwertiger Mann zu sein. Das Verlangen nach Geld- und Statussymbolen wie Handy, Mofa oder Autos gilt als Mittel für den Erwerb von Geltung und Akzeptanz in den gesellschaftlichen Gruppen, aber auch für persönliche Macht und Freiheit.

Dass viele heranwachsende Jungen regelmäßig Alkohol trinken, zeugt von einem Wunsch der Anerkennung von Gleichaltrigen, aber auch von Jüngeren. Außerdem fühlen sie sich dadurch „aufgewertet" („quasi schon erwachsen"). Häufig ist viel Alkohol aber auch ein Zeichen vom Verständnis von Männlichkeit, dem Überspielen von Hemmungen oder der Verdrängung von Problemen. Ganz ähnlich ist dies auch bei anderen (illegalen) Drogen. Die Heranwachsenden suchen den Kick und wollen sich als Mann beweisen; sie möchten Grenzen überschreiten und sich gleichzeitig deutlich von der Erwachsenennormalität abgrenzen. Provokationen und das Aufspielen kann einerseits ein Zeichen für das Überspielen von eigenen Unsicherheiten sein, andererseits auch eine geringe Frusttoleranz zeigen.

Ein starker Video- und Computerkonsum muss nicht immer direkt einen versteckten Konflikt mit sich tragen und einfach nur zur Vertreibung der Langeweile genutzt werden. Häufig ist es allerdings auch so, dass mit dem Konsum eine Abgrenzung nach innen und außen hergeht und nach Vorbildern und Idealen gesucht wird.

Ähnlich entspringen Karten- und Glücksspiel dem Verlangen, ein Gewinner zu sein. Allerdings kann es auch der Experimentier- und Risikofreudigkeit der Heranwachsenden zugrunde liegen.

Die bei Heranwachsenden Jungs typische „Große Klappe“ und Pöbeleien sind meist auf eine eigene Selbsterhöhung oder –aufwertung zu schließen. Auch eine Angst von eigener Unsicherheit kann dahinter stecken.

Typisch für pubertäre Jungs ist leider immer noch der Gebrauch von Pornographie oder das zutage legen von Sexismus gegenüber Mädchen und Frauen. Während hinter der Pornographie zusätzlich die Neugierde und den Wunsch nach Informationen stehen, wird der Sexismus meistens durch Gruppendruck oder der Angst, Männlichkeitsnormen nicht zu erfüllen, ausgelöst. Damit in Hand geht somit häufig die Abwertung und Abgrenzung von Mädchen, welche auch durch Unsicherheit und die Angst unmännlich oder unterlegen zu sein, entsteht.

Meistens sind es eher die Jungs, die andere Menschen, welche zum Beispiel einen anderen Hintergrund haben oder eine andere Hautfarbe, abwerten oder mobben. Der Grund hierfür ist eine eigene Suche nach Identität; der Heranwachsende möchte sich stark fühlen und fühlt sich daher besser, wenn er andere sieht, die in seinen Augen schwächer sind. Hinzu kommt die Angst, selbst das Opfer zu werden.

Bei den Mädchen gibt es viele Punkte und Probleme, die aus denselben Ursachen wie auch bei den Jungs entstehen. Dies gilt für die Themen Geld- und Statussymbole, Alkohol und andere Drogen, die „große Klappe“, die Abwertung und Abgrenzung von Jungen sowie auch das Mobben von vermeintlich schwächeren.

Ein pubertäres Mädchen vergleicht sich häufig mit anderen aus seiner Umgebung. Dies muss nicht nur das familiäre oder freundliche Umfeld sein; ganz häufig sind es unerreichbare Stars und der allgemeine Körper- und Modekult der Gesellschaft. Dazu gehört ebenfalls der hohe Konsum von Zeitschriften und sozialen Medien. Diese werden allgemein genutzt, um sich in Idolen wieder finden zu können und sich ihnen ganz nah zu fühlen. Außerdem haben beide Medien den Vorteil, dass Mädchen sich ungestört über „heikle“ Themen informieren können, ohne unangenehmerweise ihre Eltern frühen zu müssen.

Generell lässt sich sagen, dass während der Pubertät, dieser wichtigen Zeit der Veränderungen, die Veränderungen des Körpers sich natürlich auch auf das Denken des Jugendlichen auswirken. Er wird erwachsen, und möchte dementsprechend auch sein Leben zunehmend selbst bestimmen. Oft ist es so, dass die Freunde im Vergleich zu anderen Bezugspersonen wichtiger werden. Vielleicht möchte ihr Kind an Silvester lieber mit seiner Clique Feuerwerkskörper in den Himmel schießen, anstatt mit der Familie Raclette zu essen. Nehmen Sie das nicht persönlich.

Dieses Verhalten bedeutet nicht, dass Ihr Kind nichts mehr mit Ihnen zu tun haben möchte. In seiner Entwicklung während der Pubertät sieht der Heranwachsende nun einmal alles in einem veränderten Licht, ihn überkommen Stimmungsschwankungen, Meinungen zu bestimmten Themen ändern sich. Seien Sie einfach nach wie vor für Ihr Kind da und nehmen Sie es ihm nicht übel, wenn es mal lieber mit den Freunden ausgeht als mit seinen Eltern.

Wie wichtig sind Regeln

Da die Pubertät den Jugendlichen allmählich zum Erwachsenen heranwachsen lässt, ist es klar, dass dieser auch immer mehr über sich selbst bestimmen will. Dies führt dazu, dass das sonst so brave Kind anfängt seine Grenzen auszutesten. Und es bleibt nicht nur dabei – häufig werden die festgelegten Regeln gebrochen und es kommt unweigerlich zu Streit und einer angespannte Stimmung zwischen Eltern und Kind. Wie geht man also als Elternteil damit um, wenn das eigene Kind am laufenden Band Regeln mit Füßen tritt?

Viele Eltern machen den Fehler, dass sie die Regelverletzungen ihrer Kinder viel zu persönlich nehmen. Dieser Widerstand gegen die Eltern, welche die Jugendlichen in ihrer Pubertät, gehört zu ihrer Entwicklung dazu und bedeutet keineswegs, dass sie die Eltern nicht ausstehen könnten. Während der Pubertät ist das rationale Denken an letzter Stelle, Jugendliche handeln vorwiegend emotional, was natürlich durch Stimmungsschwankungen noch weiter verstärkt wird. Dass sie immer wieder Grenzen überschreiten, hat demnach vorwiegend nichts mit Ihnen als Elternteil zu tun. Teenager wollen sich auflehnen.

Meistens steckt hinter dem ständigen Brechen einer Regel ein versteckter Aufruf des Teenagers. Dieser kann entweder das Aufzeigen einer seiner Meinung nach Unangemessenheit der Regel oder schlicht und einfach Rache sein.

Natürlich sind in einer solchen Situation beide Parteien gleichermaßen strapaziert und mit sich gegenseitig nicht zufrieden. Hier ist es wichtig, dass Sie als Elternteil bei sich häufigen Grenzüberschreitungen richtig reagieren und nicht die ganze Situation noch verschlechtern. Wenn Sie bei einem Regelbruch (z. B: Ihr Sohn bleibt länger bei Freunden, als er eigentlich dürfte) Ihr Kind einfach nur mit Verboten überschütten („Du hast eine Woche Hausarrest!“), wird dies meistens eher den gegenteiligen Effekt haben. In diesem Alter lassen sich die Jugendlichen nicht mehr so einfach an ihre Eltern fesseln. Stattdessen zeigen sie ihnen, dass sie am längeren Hebel sitzen und brechen die Regeln konsequent weiter (Ihr Sohn schleicht sich abends raus und bleibt noch länger weg als sonst). Dann ist es wichtig, dass Sie als Elternteil ein ruhiges Gespräch mit Ihrem Kind führen, in welchem Sie gemeinsam nach Lösungen und Kompromissen suchen. Oft sind Regeln, die man seit geraumer Zeit festgelegt hat (Ihr Sohn darf schon seit er acht ist immer nur bis sechs Uhr draußen bleiben) so eingebürgert, dass Sie als Eltern die Unangemessenheit dieser gar nicht mehr bemerken. Daher hören Sie sich an, was Ihr Kind zu sagen hat und warum es denn so bewusst die Grenzen übertritt. Sie werden sehen, dass sich in einem solchen Konflikt schnell die Ursache der ständigen Regelbrüche hinausstellen wird. Verhängt man das Kind nur mit Sanktionen, wird dieser meist verborgene Konflikt nicht gefunden und gelöst werden.

Als Elternteil müssen Sie verstehen, dass die Regeln, welche Sie aufstellen, vor allem in der Pubertät schnell als unangemessen angesehen werden und meist auch deswegen nicht mehr altersgerecht sind. Jugendliche müssen ihren Weg zur Selbstständigkeit finden und dazu gehört nun einmal auch, dass sie zunehmend freiere und offenere Wege gehen möchten. Helfen Sie deswegen Ihrem Kind lieber dabei selbst zu lernen und zu verstehen, welche Grenzen ihm guttun und warum.

Jedoch können leider nicht alle Konflikte auf diese Weise gelöst werden. Verhaltensmuster wie Aggressivität, Klauen, Lügen, Schwänzen der Schule oder Missbrauch von Drogen und Alkohol erfordern andere Maßnahmen.

Pubertät und Aggressionen, wohin mit der Wut?

Ein gewisses Maß an aggressivem Verhalten ist bei nahezu jedem Kind oder Jugendlichen vorzufinden und daher eher kein Grund zur Sorge. Schließlich hat jeder mit seinen inneren Problemen und Entwicklungen zu kämpfen, und wenn dann mal das Fass überläuft, ist es nicht ungewöhnlich, wenn die Kinder dann auch mal ausflippen. Zeigt sich so ein Verhalten aber sehr häufig, sollten die Gründe dafür ersucht werden. Meist liegen diese in einem starken emotionalen Ungleichgewicht, welches nicht immer nur durch Erziehungspersonen wie Eltern und Lehrer gelöst werden kann, sondern manchmal auch professionelle Hilfe erfordert. Was als „aggressives Verhalten" zählt, kann in vier verschiedene Erscheinungsformen unterteilt werden: Verbale Aggressivität zeichnet sich durch Beschimpfungen und Beleidigungen, oft auch mithilfe von Schimpfwörtern, gegenüber Gleichaltrigen, Eltern, Lehrern oder allgemein Menschen aus dem Umfeld aus. Körperliche Aggressionen dagegen werden meist eher gegen Gleichaltrige – häufig vermeintlich schwächere – oder Jüngere angewendet; die Form des Ausdrucks ist hierbei vielfältig, sei es durch Schlagen, Beißen, Kratzen oder Treten. Aggression gegen Tiere kommt weniger häufig vor, was daran liegt, dass die meisten Kinder schnell eine Bindung zu Tieren aufbauen. Meistens halten diese dann auch eher als eine Art Platzhalter her, wenn das Kind nicht weiß, wie es seine Aggressionen anders ausleben kann. Bei Aggressionen gegen Gegenstände kann der Gegenstand entweder als Frustventil dienen, an welchem das Kind seine Wut auslässt, oder als eine Art Waffe, wenn er benutzt wird, um damit nach anderen zu werfen. Die Ursachen für aggressives Verhalten sind genauso vielfältig wie seine Formen. Meist lassen sich diese jedoch mit den folgenden Leidträgern zusammenfassen: Körperliches, psychisches oder seelisches Leid, Orientierungslosigkeit, Vernachlässigung, Kränkungen und Gefühlsverletzungen, Angst, Unsicherheit und Ungerechtigkeit. Diese können unterschiedlichste Auslöser haben. Herrscht zum Beispiel im sozialen Umfeld wie im Elternhaus, unter Freunden oder in der Schule eine aggressive Stimmung, so wird sich diese früher oder später auch auf den Jugendlichen übertragen. Auch Entwicklungsstörungen, psychische Probleme und biologische Faktoren sind häufige Ursachen für aggressives Verhalten. Um dem Kind den richtigen Umgang für seine Aggressionen zu lehren, ist zunächst das Allerwichtigste, dass die Eltern ein gutes Vorbild sind. Denn wenn schon Mutter und Vater nicht dazu in der Lage sind, ihre Konflikte ohne den Einsatz von Aggressivität und Gewalt zu lösen, so kann das Kind das auch nicht. Auch ein vielfältiges soziales Umfeld kann aggressivem Verhalten vorbeugen. Die Mitgliedschaft in Vereinen und Verbänden Schaffen wichtige soziale Kontakte, die dem Kind helfen, ein angemessenes Verhalten zu erlernen. Wenn Sie bereits wissen, dass Ihr Kind schnell aus tickt, wäre es gut, wenn Sie dafür sorgen könnten, dass Ihr Kind aus der ihm bedrückenden Situation entfliehen und sich beruhigen kann. Dies sollte allerdings nur so lange der Fall sein, bis das Kind allmählich lernt, seine Wut zu beherrschen. Es immer und immer wieder aus unbehaglichen Situationen zu entfernen, wird keinen Lernerfolg erzielen. Wichtig ist es auch, unter keinen Umständen Konflikte versuchen zu lösen, während Ihr Kind auf hundertachtzig ist. In so einer Situation wird das Gespräch schnell ausarten und nur darin enden, dass beide Parteien sich gegenseitig immer weiter hereinsteigen und immer lauter geschrien wird. Geben Sie Ihrem Kind stattdessen Zeit, sich zu beruhigen, und sprechen Sie dann über den Konflikt. Spiele wie Mensch-ärger-dich-nicht können Jugendlichen helfen, besser mit Niederlagen und Frustrationen umzugehen.

Was mache ich wenn mein Kind klaut?

Wenn das eigene Kind klaut, ist das ein riesiger Schock für die Eltern. Noch schlimmer wird das nur, wenn von den Eltern selbst geklaut wird. Ein gewaltiger Vertrauensbruch entsteht. Die Eltern fühlen sich hilflos, wissen nicht, wie sie ihrem eigenen Kind noch über den Weg trauen können. Wie oft innerhalb des Elternhauses gestohlen wird, ist nicht klar festlegbar. Häuslicher Diebstahl wird selten gemeldet, da kaum jemand gerne seine eigene Familie anzeigt. Statistiken über Ladendiebstähle sprechen dabei Bände: Von den 2015 in Berlin 21.000 Tatverdächtigen waren etwa ein Sechstel (3.762) minderjährig. Was sorgt dafür, dass Jugendliche klauen, auch wenn sie es in den allermeisten Fällen gar nicht nötig haben? Die Jugendbeauftragte der Berliner Polizei Lydia Lau erklärt, dass Jugendliche sehr stark von ihren Impulsen gesteuert werden. Zum Beispiel sieht ein jugendliches Mädchen plötzlich die neuste Wimperntusche ihrer Lieblingsmarke und zack, ohne groß darüber nachzudenken, steckt sie ihn ein. Dabei denken die Teenager überhaupt nicht an die Konsequenzen, die ihre Tat haben könnte. Jugendliche möchten ihre Grenzen testen, und ein kleiner Diebstahl eignet sich hervorragend dafür. Dabei spielt der Wert der Produkte in vielen Fällen gar keine Rolle. Ein einmaliger Diebstahl wird als „jugendliche Delinquenz" bezeichnet. Dieser Begriff bezeichnet die Straftaten, welche impulsartig entstehen. Sollte Ihr Kind einen Ladendiebstahl begehen und plötzlich von der Polizei nach Hause gebracht werden, sollten Sie diese Tat nicht gleich in größter Panik um seine Zukunft beäugen. Wichtig ist, dass Sie mit ihrem Kind reden und ihm ganz genau klar machen, dass sein Verhalten nicht in Ordnung ist. Machen Sie Ihrem Kind deutlich, dass ein Diebstahl eine ernste Sache sind und vermeiden Sie dafür unter allen Umständen verharmlosende Worte wie „gemopst", „stibitzt" oder „etwas mitgehen lassen". Oft reicht es aber auch schon, wenn das Kind aktiv beim Ladendiebstahl erwischt wird. Denn die plötzliche ernste Lage, bei der es plötzlich in einem Polizeiwagen sitzt, obwohl es doch nur „ein Spaß" war, wirkt sehr abschreckend und sorgt in den meisten Fällen dafür, dass die Kinder nicht mehr einfach so Dinge einstecken. Dann reichen die Polizisten als Autorität auch häufig völlig aus; das heißt Sie sollten sich nicht in Drohkulisse vor ihrem Kind aufbauen oder ihm vor den Polizisten eine Szene machen.

Sollte das Kind jedoch nicht aktiv erwischt werden und Sie merken wie sich verdächtigerweise der Turm an neuen Sachen im Zimmer ihres Kindes stapelt, dann ist es wichtig, dass das Kind lernt Verantwortung für seine Taten zu übernehmen. Konkret heißt das: Das Kind sollte persönlich zum Ladeninhaber gehen, sich entschuldigen, und die Gegenstände von seinem Taschengeld bezahlen. Auf keinen Fall sollten die Eltern das Geklaute ignorieren oder sich selbst um das Problem kümmern. Damit lernt das Kind nämlich überhaupt nichts und macht einfach so weiter wie zuvor.

Andere, reflexartige Strafen zu verteilen, wie beispielsweise Hausarrest, sind generell eher weniger sinnvoll. Denn auch wenn die meisten Diebstähle in der Jugend impulsgesteuert sind, so kann es trotzdem sein, dass hinter der Straftat ein größeres Problem liegt. Auf jeden Fall sollten Sie versuchen – vor allem bei gehäuften Diebstählen – die Hintergründe der Tat zu ersuchen. Warum klaut mein Kind? Ist ihm langweilig? War ihm einfach danach (Stichwort Impulse)? Klaut es für andere? Klauen seine Freunde? Wollte es unbedingt den Gegenstand haben und hatte einfach kein Geld? Egal was der Auslöser ist, Sie sollten stets dem Kind bei seinen Problemen helfen. Klauen kann ein Symptom dafür sein. Wenn Kinder die eigenen Eltern beklauen, gelten viele der bereits erwähnten Tipps ebenso. Manchmal ist es notwendig, dass die Eltern eine Zeit lang ihr Portemonnaie kontrollieren müssen, und jedem eindeutigen Fehlen mit Nachdruck nachgehen sollten.

Hierbei ist zu beachten, dass Sie als Elternteil sich wirklich zu 100% sicher sein sollten, dass das Geld nicht von ihnen ausgegeben wurde oder es eine andere Möglichkeit gibt, warum es verschwunden sein könnte. Denn wenn Sie Ihr Kind beschuldigen ohne Grund, wird es schnell das Vertrauen zu Ihnen verlieren.

Was hat es mit dem Lügen auf sich?

Dass Kinder ab und zu mal eine kleine „Notlüge“ verwenden, ist zunächst nichts Auffälliges. Der Grund für das Lügen ist oft der, sich selbst schützen zu wollen. So hat ein Kind beispielsweise die Scheibe zum Wohnzimmer mit einem Ball kaputt geschossen und hat Angst, dass seine Eltern es dafür bestrafen. Daher lügt es, um sich selbst vor der Strafe zu schützen.

Bei Teenagern haben Lügen häufiger eher andere Ursachen und Hintergründe. Das kann zum Beispiel damit anfangen, dass die Jugendliche Zoe sich mit einem Freund treffen möchte, ihrer Mutter aber sagt, sie würde bei ihrer Freundin lernen. Hier geht es weniger darum, sich vor einer Strafe zu schützen, denn die Mutter hat ja nie Besuche bei Freunden verboten. Eher geht es Zoe darum, den neugierigen und von ihr als nervig angesehenen Fragen wie „Woher kennst du ihn denn?“, „Wie lange kennt ihr euch?“, „Was macht ihr bei ihm?“ Oder „Wo wohnt er?“ Aus dem Weg zu gehen. Und wenn das schon ankommt, dann sind die „altklugen Ratschläge“ – wie Zoe sie bezeichnet – auch nicht mehr weit. Deswegen macht sie es sich einfach und nimmt ihre Freundin und das Lernen als Vorwand. Andere Arten typischer Teenagerlügen sind zum Beispiel Schulnoten, woher denn eigentlich dies und jenes herkommt und ob man nicht gestern Nacht noch heimlich diese eine Serie geschaut habe. Diese Phase der Lügerei ist in der Pubertät vollkommen normal. Das hängt vor allem mit der Umstellung im Hirn zusammen. Wie bereits im ersten Kapitel erläutert wurde, wird während dieser Zeit das Gehirn sozusagen komplett neu sortiert. Und dieses ganze Tohuwabohu sorgt für die ganzen verwirrenden Gefühle, die im Teenager herrschen, welche dann das eine oder andere Mal eine kleine Lüge herausrutschen lassen. Während der Pubertät wird aber auch die Verantwortungsregion in der frontalen Gehirnregion stark ausgebildet. Deswegen sollten die regelmäßigen Schwindeleien mit etwa 15 oder 16 Jahren wieder nachlassen; lügt ihr Kind weiterhin am laufenden Band, gibt es mit hoher Wahrscheinlichkeit ein Problem in Ihrem Vertrauensverhältnis. Trotz allem gilt: Lügen ist natürlich trotzdem nicht moralisch vertretbar und das sollte auch ihrem Teenager vermittelt werden. Grund zur Sorge, ob das dreizehnjährige Kind vielleicht an einer Persönlichkeitsstörung leidet, weil es Sie immer mal wieder anschwindelt, gibt es aber nicht. Wie sollten Sie aber jetzt mit einer ertappten Lüge Ihres Kindes umgehen? Zunächst einmal ist klar: Konfrontieren und klarmachen, dass das nicht geht. Geht man hier jedoch falsch an die Sache heran, kann das ganz schnell ausarten und der Beziehung von Ihnen zu Ihrem Kind einen gewaltigen Knackser geben. Daher sollten Sie folgende Dinge beachten: Die goldene Regel bei allen Gesprächen ist es, Ruhe zu bewahren. Fangen bereits Sie als Elternteil an zu brüllen, dauert es nicht lange, bis sich beide Parteien komplett in Rage geredet haben. Und wenn das der Fall ist, kann kein gutes Ergebnis mehr herauskommen und sowohl Eltern als auch Kind werden nur unter Stress gesetzt und oft auch verletzt. Daher: Schimpfen Sie nicht, sondern sagen Sie Ihrem Kind lieber so etwas wie: „Dass du mich angelogen hast, überrascht mich jetzt wirklich." Wenn Sie bereits spüren, wie die Wut in Ihnen aufsteigt, dann erklären Sie, dass Sie einen Moment Ruhe brauchen, und verlassen Sie die Situation. Erst wenn Sie sich wieder gefangen haben, sollten Sie das Gespräch zu Ihrem Kind suchen. Anders artet es nur aus. Zweitens sollten Sie Ihrem Kind auf keinen Fall Vorwürfe machen. Ein Kind lügt nie aus reiner Bosheit, sondern hat immer einen Grund dafür. Dies mag natürlich die Lüge nicht rechtfertigen, doch

Sie sollten versuchen nachzuvollziehen und zu verstehen, was der Grund dafür war, dass Ihr Kind es für nötig empfunden hat, Sie anzuschwindeln. Vorwürfe wie „Ich bin zutiefst enttäuscht von dir“ sorgen nur für einen weiteren Rückzug und vermindertes Vertrauen bei dem Jugendlichen. Stattdessen sollten Sie lieber von Ihren eigenen Gefühlen sprechen und ausdrücken, wie Sie denn die Situation betrachten. Statt „Was fällt dir ein, mich anzulügen?“ Also lieber „Ich bin verletzt, weil du mir etwas Wichtiges vorenthalten hast.“. Zu dem Punkt, ihr Kind nachzuvollziehen: Wenn Sie versuchen möchten zu verstehen, warum Ihr Jugendlicher Ihnen denn nicht die Wahrheit erzählt hat, vermeiden Sie Phrasen wie „Warum hast du mich angelogen?“. Wenn diese auch noch in einem vorwurfsvollen Ton gestellt werden, schleudern Sie den Jugendlichen quasi direkt auf die Anklagebank. Manchmal wissen Pubertierende vielleicht auch gar nicht so richtig, warum sie denn gelogen haben. Also sollten Sie lieber – die beiden bereits erwähnten Punkte verbindend – so etwas sagen wie „Ich verstehe nicht, warum du mich angelogen hast. Könntest du mir erklären, warum du mir nicht die Wahrheit sagen wolltest?".

Ganz wichtig ist es auch, dass Sie Ihr Kind nicht noch weiter beschämen. Lügen sorgt schnell für ein schlechtes Gewissen, auch wenn das vielleicht nicht immer äußerlich sichtbar ist. Wenn dann noch so etwas kommt wie „Super, das hätte ich mir ja gleich denken können! Wie oft hast du mich denn schon davor angelogen, hm?" Oder „Wer einmal lügt, dem glaubt man nicht." Sorgen Sie dafür, dass sich Ihr Kind noch miserabler fühlt, als es das ohnehin schon tut.

Als Letztes möchte ich Ihnen dringend ans Herz legen, dass – sollten Sie tatsächlich einmal Ihr Kind beim Lügen erwischen – Sie nicht zu einem alles kontrollierenden Helikopterelternteil werden. Ihr Heranwachsender ist kein Heiliger, und zu einem gewissen Maß gehören nun einmal ein paar kleine Notlügen und Geheimnisse zum Leben; was Sie übrigens mit Sicherheit auch machen, und sei es nur der Höflichkeit wegen. Schon allein die Aussage „Das Kleid steht dir super“ ist in vielen Fällen einfach eine kleine Lüge, da man sein Gegenüber ja nicht verletzen möchte. Wenn Erwachsene sich das leisten dürfen, dann dürfen Sie selbst aber auch nicht nach einem aufgeflogenen Schwindel Dinge sagen wie: „Wie kann ich dir jetzt noch vertrauen? Wie oft hast du mich schon angelogen?“ Besser Sie haken das Ganze nach einer rechtmäßigen Entschuldigung klar ab, verzeihen Ihrem Kind und gewähren Sie ihm wieder ihr vollstes Vertrauen. Dauerhaft mit dem moralischen Zeigefinger auf es zu deuten, wird nur den Druck erhöhen und die Wahrscheinlichkeit steigern, dass es irgendwann einfach zu einer Lüge greifen muss.

Wie verhalte ich mich, wenn mein Kind die Schule schwänzt?

Den wenigsten Kindern macht es Spaß, zur Schule zu gehen. Unter Jugendlichen tritt dieser Lernfrust auch noch einmal viel verstärkter auf, denn schließlich ist die Pubertät allein schon anstrengend genug. Da kann es schon vorkommen, dass der ein oder andere Jugendliche in dieser Zeit einfach die Schule verweigert. Dafür kann es verschiedene Gründe geben: Das Kind wird vielleicht gemobbt, seine Freunde ziehen ihn herunter, in der Familie kommt es immer wieder zu schweren Konflikten, das Kind sieht keine berufliche Zukunft, ist überfordert, gelangweilt, oder möchte einfach nur in Ruhe zocken oder Party machen, anstatt zur Schule zu gehen. Hinter der Schulverweigerung steckt oft ein versteckter Hilferuf; der Jugendliche weiß sich nicht anders mehr zu helfen und greift deswegen auf dieses Mittel zurück.

Die Folgen von einer Schulverweigerung sollten auf keinen Fall unterschätzt werden. Besucht das Kind nicht regelmäßig die Schule, verpasst es Unterricht und hat somit Schwierigkeiten, gute Noten zu bekommen. Es ist außerdem dem erhöhten Risiko ausgesetzt, ins gesellschaftliche abseits zu geraten, und dies kann dazu führen, dass es schließlich vom Ausbildungs- und Arbeitsleben ausgeschlossen wird. Hinzu kommt noch, dass Eltern eine hohe Geldstrafe verhängt werden kann, wenn das Kind schwänzt, da in Deutschland eine Schulpflicht gilt.

Manchmal wird einem das Schulschwänzen des Kindes gar nicht bewusst, bis es einen Anruf vom Schulleiter gibt. Man kann jedoch an einigen Warnzeichen schon früher erkennen, dass das Kind nicht regelmäßig die Schule besucht: Das Kind weist gar keine Elternbriefe oder Arbeiten aus der Schule vor.

Es erzählt nie von irgendwelchen Schwierigkeiten oder überhaupt über Dinge, die in der Schule vorgefallen seien. Ihr Kind zögert morgens das Losgehen zur Schule immer mal wieder heraus.

„Unsichtbare“ Krankheiten wie Bauchschmerzen oder Kopfschmerzen werden immer öfter als Grund verwendet, um zuhause bleiben zu können.

Wenn Sie als Eltern nach der Schule fragen, bekommen Sie keine Antworten. Dies kann so

Weit führen, dass Sie sich schon gar nicht mehr trauen, schulische Fragen zu stellen.

Ihr Kind gilt als Außenseiter. Ihr Kind kommt mit Lehrern oder Mitschülern nicht klar. Es ist Mitglied in einer Gruppe, in der schon andere Schüler regelmäßig die Schule schwänzen.

Ab einem gewissen Zeitpunkt kann man sein Kind nicht mehr erziehen und auch nur schwer zu etwas zwingen; und dies ist mitten in der Pubertät. Sie sollten die Schulverweigerung Ihres Kindes nicht als eine Schande ansehen und mit Sprüchen wie „Wie kannst du uns so etwas antun!“ Kommen. Wichtig ist es, ruhig zu bleiben und nicht sofort zu schimpfen und ihrem Kind alles Mögliche an Strafen zu geben. Sollte Ihnen das schwerfallen, denken Sie daran, dass

Schule schwänzen meistens ein Symptom für Hilflosigkeit des Jugendlichen ist; Sie sollten Ihrem hilfesuchenden Kind schließlich auch nicht mit Schimpfen und Strafen entgegenkommen. Was Sie als Elternteil jetzt tun müssen, ist, mit Ihrem Kind ins Gespräch zu kommen. Ohne dabei vorwurfsvoll zu klingen, sprechen Sie mit Ihrem Kind über das Schwänzen und was ihn momentan schulisch oder auch innerhalb der Familie belastet. Versuchen, Sie herauszufinden, was der Grund für die Schulverweigerung Ihres Kindes ist. Vermeiden Sie dabei jedoch unbedingt „Warum"-Fragen, denn diese drängen das Kind nur in die Defensive und bringen Sie nicht zum eigentlichen Problem. Dann überlegen Sie gemeinsam, was für Lösungen es für die Probleme Ihres Kindes gibt und wie man zusammen weiter verfahren kann. Außerdem lohnt es sich oft, parallel dem Kind das Schulschwänzen zu erschweren, zum Beispiel indem Sie ihn selbst zur Schule bringen oder einen vertrauenswürdigen Freund bzw. Mitschüler fragen, ob dieser ihn morgens abholen könnte. Es hat sich als sehr hilfreich herausgestellt, wenn das Kind in diesen Problemphasen einen erwachsenen Mentor hat, dem er sich zuwenden kann und der neben den Eltern eine Stütze darstellt. Dies könnte zum Beispiel ein Lehrer sein, dem ihr Kind vertraut und der dazu bereit wäre, es sich einmal vorzunehmen. Dieser könnte ihn auf verschiedene Art und Weise unterstützen; beispielsweise kann er in Ruhe Ihrem Kind seine Stärken und berufliche Perspektiven zeigen oder ihm Lerngespräche und Hilfe und Kontrolle bei den Hausaufgaben anbieten. Sie werden erstaunt sein, wie sich Ihr Jugendlicher wandeln kann, wenn er erst einmal die Möglichkeit findet, sich noch einem anderen, unbelasteten Erwachsenen anvertrauen zu können, der seine Stärken fördert und unterstützt.

Manchmal liegt der Kern des Problems aber auch sehr viel tiefer. In solchen Fällen sollten Sie sich möglicherweise einmal an Experten wenden und nicht davor zurückscheuen, sich auch mal an eine kinderpsychologische Ambulanz zu wenden.

Wenn Sie über längere Zeit keinen Erfolg mit den Methoden haben, gibt es noch einige andere Möglichkeiten, die jedoch erst nach langem Misslingen angewendet werden sollten.

Manchmal kann ein Schulwechsel durchaus sinnvoll sein. Das Kind kommt endlich einmal aus einem, für ihn möglicherweise sehr belastenden, Umfeld heraus und kann „von vorne" anfangen. Hierbei können Sie als Elternteil im Gespräch zu Ihrem Kind auch überlegen, ob vielleicht eine höhere oder niedrigere Schulform Sinn ergeben würde.

Für Jugendliche ohne Schulabschluss gibt es als Alternative sogenannte Werk-Statt-Schulen. Hier findet ein eher praxisorientierter Unterricht statt und setzt allerdings voraus, dass Ihr Kind immerhin ein Mindestmaß an Motivation und Eigeninitiative mitbringt, um einen Schulabschluss zu erreichen. Ein Wechsel auf ein Internat hat den Vorteil, dass Ihr Kind kaum mehr eine Möglichkeit hat, die Schule zu verweigern. Jedoch sollte man sich über diese Möglichkeiten gründlich Gedanken machen, da ein Internatsbesuch sehr viel Gewohntes umschmeißt und nicht unbedingt für jeden Schüler geeignet ist. Außerdem sollten Sie als Eltern finanziell dazu in der Lage sein, die Kosten zu tragen. Auch eine Wohngruppe kann für den einen oder anderen Jugendlichen sinnvoll sein. Dies ist besonders dann der Fall, wenn die häuslichen Umstände für das Kind eine Überforderung darstellen und kein geregelter Alltag dort möglich ist. Hierfür können Sie sich an Ihr örtliches Jugendamt wenden.

Was mache ich, wenn mein Kind raucht, Alkohol trinkt, oder mit anderen Drogen experimentiert

Wie Sie sicherlich nun schon zur Genüge gelesen haben, sorgt die Pubertät vermehrt zu einer Experimentierfreudigkeit. Pubertierende suchen den Kick und möchten immer wieder Neues und Spannendes ausprobieren. Leider schließt dies auch Drogen nicht aus. Vor allem dann, wenn sie in dieser Zeit leichten Zugang zu diesen haben, greifen Jugendliche schon im frühen Alter von 12 Jahren zum Alkohol oder zur Zigarette. Doch auch Gruppenzwang ist kein Mythos, wenn es um die ersten Erfahrungen mit Drogen geht. Freunde (welche in einem späteren Kapitel noch einmal näher beleuchtet werden) können definitiv Ihr Kind dazu anstiften mal einen Zug von der Zigarette oder einen Schluck Whiskey zu probieren. Das können Sie in den meisten Fällen – so sehr Sie es sich auch wünschen – leider nicht verhindern. Vielleicht möchte Ihr Kind aber auch seine Rebellion – welche ja ebenfalls ein Zeichen der Pubertät ist – gegenüber alles und jedem beweisen und greift deswegen zur Flasche. In manchen Kreisen gilt Trinken, Rauchen und Drogen eben als cool; und Kinder brauchen soziale Bestätigung. Doch wie bei Erwachsenen können auch Überlastung und Zukunftsängste dafür sorgen, dass Jugendliche die Lösung darin finden, ihre Gefühle mithilfe von Drogen zu betäuben. Wir alle wollen nur das Beste für unser Kind. Drogen bringen ein riesiges Suchtpotenzial mit sich und beeinträchtigen Körper und Seele auf vielfältige Weise. Leider können wir aber in der Pubertät unser Kind nicht mehr vor allem schützen und in Watte einpacken. Was ist also zu tun, wenn das Kind immer wieder betrunken nach Hause kommt, mit seinen Freunden Zigaretten raucht oder auf Partys sich andere Drogen reinhaut - ohne es komplett von der Außenwelt zu verriegeln?

Dass Sie selbst als Eltern als Vorbild Nummer 1 für Ihr Kind dienen, spielt auch für Drogenkonsum eine große Rolle. Dies sollte Ihnen vor allem in Bezug auf Alkohol und Zigaretten immer bewusst sein. Merkt Ihr Kind schon früh, dass Sie sich abends immer wieder ein Bier gönnen oder täglich eine Schachtel Zigaretten rauchen, wirkt sich das schnell auf die Entwicklung und dem eigenen Verhältnis zu diesen Drogen aus. Außerdem sollten Sie aufpassen, dass Sie Alkoholkonsum oder andere Zigaretten nicht verharmlosen. Denn dann nimmt auch Ihr Kind die Gefahren nicht ernst. Um nur einmal ein paar Beispiele zu nennen; Alkohol löst etliche Krankheiten aus, darunter diverse Lebererkrankungen, Asthma, Epilepsie, Lungenerkrankungen, Herzprobleme, Blutgerinnsel und und und. Sprechen Sie – sobald das Thema Drogen aufkommt – mit Ihrem Kind mit dem nötigen Ernst der Lage über die Gefahren und Schäden, die der Konsum von Drogen mit sich bringt.

Es ist außerdem durchaus effektiv, sofort mit dem Eintritt der Pubertät mit Ihrem Kind ganz offen über Drogen zu sprechen und aufzuklären. Auch wenn es noch sehr jung ist, sollten Sie nicht unterschätzen, dass Pubertierende schon recht früh relativ komplexe Sachverhalte verstehen können. Ein frühes Gespräch kann vorbeugend wirken. Damit dieses auch langfristig Wirkung zeigt, ist es besonders sinnvoll, wenn Sie versuchen, die Zusammenhänge zwischen Drogen und den damit eingehenden, ernsten Problemen plastisch darzustellen. Dafür könnte sich eine Dokumentation oder ein Buch besonders gut eignen. Machen Sie außerdem Ihrem Kind klar, dass es sich mit allen Themen und Problemen Ihnen anvertrauen kann.

Diese Ratschläge wirken allerdings nur vorbeugend. Was soll man denn tun, wenn es schon zu spät ist? Wie reagiere ich am besten, wenn mein Kind angetrunken, oder im schlimmsten Fall komplett dicht, nachhause kommt?

Zunächst einmal sollten Sie Ruhe bewahren. Nur weil Ihr Kind einmal ein bisschen zu tief ins Glas geschaut hat, bedeutet das nicht sofort, dass es zum Alkoholabhängigen wird. Trotzdem ist es verständlich, dass Sie in diesem Moment aufgebracht, entsetzt oder anderweitig schockiert sind. Wenn Sie aber jetzt anfangen, das Kind anzuschreien und mit Vorwürfen zu bombardieren, erreichen Sie damit überhaupt nichts. In diesem Zustand ist Ihr Kind entweder wenig zurechnungsfähig oder sehr leicht reizbar. In beiden Fällen sorgt das Anschreien der Eltern dafür, dass das Kind sich schlussendlich zurückzieht und das ist für beide Seiten wenig hilfreich. Stattdessen sollten Sie einfach bis zum nächsten Morgen abwarten, wenn der Rausch vorbei ist. Erst dann ist Ihr Kind dazu in der Lage, ein richtiges Gespräch zu führen. Es ist unglaublich wichtig, dass Sie während diesem Gespräch erneut nicht ihr Kind mit Vorwürfen traktieren, sondern ihm eher klar machen, dass es nur um seine eigene Sicherheit und Gesundheit geht. Erklären Sie ihm, dass Sie als Eltern Ihr Kind nicht unter zwanghafter Kontrolle stellen wollen, sondern sich einfach nur Sorgen um sein Wohlbefinden machen. Mit dem wachsenden Alter hat Ihr Kind viel mehr Freiheiten bekommen und es muss lernen, seine Pflichten, seine Verantwortung und seinen Umgang mit diesen Freiheiten kontrollieren und einhalten zu können.

Öffnet Ihnen Ihr Kind während dieses Gesprächs, dass es sich schon öfter betrunken oder Drogen genommen hat, so versuchen Sie, auch in diesem Moment nicht die Beherrschung zu verlieren (zur Not das Gespräch kurz unterbrechen). Sehen Sie dieses Geständnis eher als Vertrauensbeweis. Sprechen Sie mit Ihrem Kind darüber, was die Gründe dafür sind, dass es Drogen nimmt. Liegt es am Umfeld? Möchte Ihr Kind unbedingt in eine Gruppe gehören? Kann Ihr Kind nicht nein sagen? Hat es andere Probleme, welche es versucht zu verdrängen? Möchte es einfach nur diesen Kick? Jetzt wäre ein guter Zeitpunkt, Ihr Kind noch einmal ernst über die Folgen und Schäden von Drogen aufzuklären. Ein Partyverbot oder das Kind von seinen Freunden fernzuhalten bringt wenig, im Gegenteil – solche Maßnahmen verschlimmern die Situation eher noch. Das Kind verliert das Vertrauen zu den Eltern und möchte Ihnen in seinem pubertären Trotz beweisen, dass es am längeren Hebel sitzt. Sie müssen verstehen, dass Ihr Kind in der Pubertät sich nicht mehr so leicht von Ihnen kontrollieren lässt. Schließen Sie daher Kompromisse, zum Beispiel, ja, das Kind darf auf Partys Alkohol trinken, aber nur Sekt oder Bier und auch nur so und so viel davon. Damit werden Sie mehr erreichen anstatt mit Strafen und Verboten.

Sollte Ihr Kind zugeben den Konsum nicht mehr unter Kontrolle zu haben, so wenden Sie sich schnellstmöglich an einen Experten.

Mama... du bist ja peinlich

Plötzlich wird alles anders: Mein Kind möchte keinen Abschiedskuss mehr, zu seinen Freunden möchte es nicht mehr gefahren werden, und wenn ich mit einem Teller Kekse in das Zimmer meines Kindes (welches gerade einen Freund zu Besuch hat) komme, bekomme ich nur ein „Mama, du bist so peinlich!“ Entgegen geschleudert.

Aber nicht nur Jugendliche schämen sich während der Pubertät oft unbegründet für Ihre Eltern; auch Eltern sind von dem ein oder anderen, was ihr Kind nun abzieht, nicht selten peinlich berührt oder gar fassungslos. Das kann zum Beispiel ein neuer Klamottenstil oder rebellisches und respektloses Verhalten sein.

Man kann es einem Pubertierenden in den allerseltensten Fällen recht machen. Denn ein pubertierendes Kind will gar nicht, dass es ihm recht gemacht wird;

es will rebellieren, sich abgrenzen, anders sein als seine Eltern. Für Pubertierende sind Eltern, die versuchen, Verständnis zu zeigen, schnell langweilig und ätzend – und doch wollen sie im gleichen Atemzug Verständnis für ihre Probleme, ihr Verhalten und kommen mit Aussagen wie „Ihr versteht mich ja sowieso nicht!“

Ihr pubertierendes Kind weiß in dieser Phase häufig nicht was es will, was es erreichen möchte, und was richtig oder falsch ist. Sie befinden sich in dieser schwierigen Mittelphase, in der sie kein Kind, aber auch kein Erwachsener sind, und für diese Unsicherheit wird sich dann eben jemand gesucht, auf welchen sie projiziert werden kann. Und weil die Eltern ja sowieso immer um einen herum sind und nerven, bilden diese die perfekte Projektionsfläche für die Unzufriedenheit und Frustration, die in ihnen herrscht. Dann sind eben die Eltern an allem und jedem Schuld, alles was sie tun ist ja so unglaublich peinlich und sie können den Jugendlichen ja überhaupt nicht verstehen.

Peinlich werden Eltern vor allem dann, wenn der Pubertierende sich berührt fühlt, wenn er meint, dass die Eltern unangemessenerweise in ihren Hoheitsbereich eingreifen, ihn kontrollieren oder gar in Besitz nehmen wollen. Das bedeutet dann zum Beispiel, dass die Eltern ungefragt in das eigene Zimmer kommen, dass sie den Besuch dieser einen Party verbieten oder in der Öffentlichkeit unangemessen über den Jugendlichen selbst reden. Vor allem gehört dazu aber auch die ewige Besserwisserei, die Jugendlichen gehörig gegen den Strich geht. Und selbst wenn Sie es nur gut meinen; ihr Teenager wird den Rat, den Sie versuchen zu vermitteln, nicht annehmen wollen.

Es gibt zwei herausstechende Elterntypen, die Jugendlichen besonders peinlich sind. Und dies hat tatsächlich auch einen guten Grund, denn diese Eltern sind nicht das, was sich Jugendliche als Unterstützung während der Pubertät erhoffen. Einerseits sind dies Eltern, die nicht älter werden möchten. Dann versuchen diese, sich am Stil Ihrer Kinder zu orientieren, um jugendlich zu wirken, und erreichen damit jedoch das Gegenteil, weil dieser modische Klamottenstil nicht zur Gesamterscheinung passt. Da ist es logisch, dass Jugendliche sich peinlich berührt abwenden. Oder aber Eltern versuchen, Freunde ihres Kindes zu sein. Doch auch das ist überhaupt nicht gerne gesehen. Jugendliche möchten sich ihre Freunde selbst aussuchen; und ihre Eltern sollen auch nicht als Freunde agieren.

Wie können Sie es also verhindern, dass Ihr Kind Sie dauerhaft als peinlich bezeichnet? Die einfache Antwort lautet: gar nicht. Denn wie schon mehrmals in diesem Kapitel erwähnt, ihr pubertierendes Kind wird niemals mit Ihnen zufrieden sein. Aber es gibt einige Ratschläge, mit denen Sie diese Peinlichkeit zumindest reduzieren können.

Seien Sie Eltern, und keine Freunde oder „ältere Gleichaltrige". Ein Jugendlicher möchte erwachsene Eltern, die dazu stehen.

Vermeiden Sie öffentliche Kritik, aber auch Schmeicheleien vor anderen, denn diese empfindet Ihr Kind häufig als unangenehm. Sprechen Sie nicht nur über, sondern vor allem mit ihrem Kind!

Respektieren Sie, dass Ihr Kind Grenzen hat. Betreten Sie zum Beispiel nicht einfach so das Zimmer, sondern klopfen Sie an. Achten Sie die Privatsphäre, die Ihr Kind verlangt und auf welche es auch ein gutes Recht hat. Kontrollanrufe oder das Abholen von Partys schädigt die Bindung und das gegenseitige Vertrauen. Akzeptieren Sie auch, dass Ihr Kind in der Öffentlichkeit eine gewisse Distanz verlangt und vielleicht vor anderen nicht mehr geküsst oder geknuddelt werden möchte.

Halten Sie sich immer mehr aus dem Leben Ihres Kindes heraus, und seien Sie trotzdem noch ein vertrauenswürdiger Ansprechpartner. Ihr Kind wird allmählich erwachsen und selbstständig.

Schließen Sie Erkenntnisse aus Ihren eigenen Erfahrungen. Auch Sie waren schließlich einmal mitten in der Pubertät. Was fanden Sie damals unglaublich peinlich?

Bleiben Sie stets im Gespräch mit Ihrem Kind, um seine Bedürfnisse und Wünsche zu kennen und zu beachten.

Wenn die Freunde wichtiger sind

Wenn noch vor der Pubertät Freunde nur zum Spielen und Quatschen da waren, so gewinnen diese während der Pubertät eine große Rolle im Leben Ihres Kindes: Sie werden zu Bezugspersonen, welche oft gleichwertig zu Eltern und Lehrern sind. Wenn Eltern dies realisieren, geraten sie zunächst erst einmal in Panik. Die Angst, das Kind könnte von fremden, nicht kontrollierbaren Mächten manipuliert werden, ist groß. Man hat ständig die Sorge vor Augen, die Freunde des Kindes könnten Jahre der anstrengenden Erziehung in kurzer Zeit einfach zunichtemachen.

Jugendliche haben ein Gespür dafür, stets die „treffenden" Freunde zu finden. „Treffend" bedeutet in diesem Fall: Das Gegenstück der Eltern. Denn Jugendliche möchten sich abgrenzen und neue Felder erkunden; und daher werden vor allem die Freunde, die das genaue Gegenteil der Eltern sind, so spannend. Wächst ein Kind zum Beispiel in einer Familie auf, in welcher ein höflicher Umgangston Gang und gebe ist, so sind jetzt die Leute interessant, die ständig am Fluchen sind und denen Höflichkeit ein Fremdwort ist. Oder ein Kind, welches in einer Familie mit einem sehr bewussten, ausgewogenen Ernährungsumgang aufgewachsen und für welches belegte Vollkornbrot an der Tagesordnung steht, wird nun mit seinen Freunden umso lieber McDonalds und ähnliche Schnellimbisse aufsuchen.

Wenn nun der Teenager anfängt, mit den Gewohnheiten, die er von seinen Freunden abschaut, den häuslichen Alltag aufzuwühlen, ist es mit der Ruhe meist vorbei. Doch dies ist normal und sogar sehr wichtig, denn Freunde können Eltern zwar nicht ersetzen, aber sie erfühlen dennoch zwei wesentliche Aufgaben bei der Entwicklung Ihres Kindes:

Zunächst relativieren sie zwar die elterliche Macht, aber graben ihnen dabei trotzdem nicht das Wasser ab. Somit bleiben Mama und Papa weiterhin zentrale Bezugspunkte und können mit den Ansichten, welche die Freunde Ihres Kindes mit in den Alltag nehmen, souverän umgehen.

Und zweitens lernen Jugendliche in Freundeskreisen die Regeln der Gesellschaft. Sie müssen anfangen, sich behaupten zu können und Anerkennung zu erlangen; sie müssen lernen, mit Frustrationen und Ablehnung umgehen zu können und mit Trauer und Tränen fertig zu werden. Auch wenn der Einfluss der Freunde unglaublich wichtig ist, so ist der Freundeskreis selten ein Ort von Glückseligkeit, Gleichberechtigung oder basisdemokratischer Harmonie. Da geht es nicht selten grob, gemein und laut zu. Jugendliche wollen lieber handeln, anstatt zu diskutieren.

Wichtig an Freundesgruppen ist vor allem, dass das Kind lernt, verschiedene Rollen zu übernehmen. Bei den Eltern kennt es diese schon – bei Freunden nicht. Und diese wechseln auch immer wieder.

Sie haben eine nicht ruhende Sorge, dass Ihrem Kind in Begleitung mit „falschen Freunden“ etwas zustoßen könnte? Dann habe ich noch einmal fünf Tipps für Sie, mit welchem Sie diese Sorge mindestens etwas beruhigen, wenn nicht sogar komplett verschwinden lassen können:

1. Stellen Sie sich folgende Frage: Was ist das Schlimmste, was passieren könnte, wenn sich mein Kind mit den „falschen Freunden“ trifft? Überlegen Sie sich klar und deutlich, wie Ihr schlimmstes Horrorszenario aussehen würde. Und dann betrachten Sie dieses rational: Wie wahrscheinlich ist es, dass dieser Fall tatsächlich eintritt? Sie werden häufig feststellen, dass Ihre größten Ängste meist übertrieben und unbegründet sind.

2. Sprechen Sie mit jemand anderem, der Ihr Kind gut kennt, über diese Sorgen. Dies könnten ihr Partner, andere Familienmitglieder, ein Lehrer oder die Eltern eines guten Freundes Ihres Kindes sein. Wie sieht diese Person Ihre Sorgen? Hält sie sie für unbegründet, oder teilen sie sie?

3. Fragen Sie doch einmal Ihr Kind selbst, was es denn an seinen Freunden so toll findet. Oft werden Sie überrascht von den positiven Eigenschaften der vorher so verteufelten Freunde sein. Verfallen Sie hier nicht in Ironie oder unterschwellige Vorwürfe, sondern zeigen Sie Interesse. Achten Sie vor allem auf die Verwendung von Ich-Botschaften (statt „Du bist ja immer nur mit deinen Freunden unterwegs.“, lieber „Mich würde es interessieren, was du und deine Freunde denn immer so machen, wenn ihr unterwegs seid.“).

4. Werden Sie sich bewusst, dass der Teenager dabei ist, einen Einblick in fremde Welten zu bekommen. Er lernt mithilfe seiner Freunde die Gesellschaft und seine Mitglieder kennen. Dadurch, dass er über den Tellerrand hinaus schaut, erlangt er Fähigkeiten, die ihm auch später im Leben nützlich sein werden. Und außerdem werden diese Neugier und der Reiz nach Unbekannten nach einer Weile wieder verblassen, da der Jugendliche feststellt, dass auch in dieser „Neuen Welt“ seine Erfahrungen begrenzt sind.

Versuchen Sie, sich an Ihre eigene Kindheit zu erinnern. Auch Sie wollten als Jugendlicher neue Kreise kennenlernen und mit anderen Menschen in Kontakt treten. Es wäre falsch, wenn Sie Ihrem Kind diese Möglichkeit nehmen würden.

Als Elternteil sollten Sie es unter allen Umständen unterlassen, in den Freundeskreis Ihres Kindes einzugreifen oder ihm sogar bestimmte Freundschaften zu verbieten. Damit richten Sie nur Chaos an. Vor allem wird aber damit die Entwicklung Ihres Kindes gestört. Sie werden sicherlich nicht mit allen Freundschaften, welches ihr Kind pflegt, einverstanden sein. Und trotzdem bitte ich Sie, Ihr Kind damit in Ruhe zu lassen, auch wenn es Ihnen schwerfällt. Und: Obwohl es manchmal so scheint, als seien die Freunde Ihrem Kind wichtiger geworden, so sind Sie weiterhin mindestens genauso wichtig im Leben Ihres Kindes, auch wenn dieses es nicht immer so zeigen möchte.

Gibt es die richtige Erziehung?

Die Antwort auf diese Frage ist einfach und dennoch gleichzeitig komplex. Grundsätzlich gilt nämlich: Es gibt kein „Kochrezept“ um sein Kind zu einem vorbildlichen, erfolgreichen Erwachsenen zu erziehen. Jedes Kind ist einzigartig und hat seine eigenen Macken und Bedürfnisse. Während zum Beispiel das Kind A mehr Aufmerksamkeit verlangt, ist Kind B schnell mit sich selbst beschäftigt. Oder Kind C braucht immer noch Hilfe dabei, sein Bett zu beziehen, und Kind D ist gleichzeitig auf dem gradlinigen Weg in die Selbstständigkeit. Durch diese Vielfalt an Verhaltensmustern, Persönlichkeiten und damit einkehrenden Bedürfnissen ist es nicht möglich, einer strengen Schritt-für-Schritt- Anleitung bei der Erziehung seines Kindes zu folgen.

In der Pubertät wird dies noch schwieriger als zuvor. Eltern erkennen ihre Kinder nicht wieder und fragen sich verzweifelnd, was sie in der Erziehung falsch gemacht haben. Auch wenn diese Gefühle natürlich verständlich sind, so sorgen diese schnell dafür, dass Eltern Verhaltensmuster entwickeln, die ihrem pubertären Kind erheblich schaden. Und obwohl es keine „richtige Erziehung" gibt, so kann man eindeutig Arten der „falschen Erziehung" festlegen.

Grundsätzlich lässt sich von drei Verhaltensmustern unterscheiden, die Eltern in einer Erziehung mit eine Pubertären häufig (meist aus Verunsicherung) anwenden.

Da wäre zum Ersten der Elterntyp „Bindende Eltern". Damit gemeint sind Eltern, die versuchen mit ihrem Kind auf exakt der gleichen Wellenlinie zu schwimmen. Und während dies erst einmal nichts Schlechtes – sondern eher Wünschenswertes - so gehen diese Eltern so weit, dass sie den Kleidungsstil, Musikgeschmack oder Lieblingsserien ihrer Kinder übernehmen. Wenn sie mit den Kindern über ihre Probleme sprechen, inkludieren sie sich immer selbst, indem sie Sätze formulieren wie „Wir müssen zusammen für die Schule lernen“ oder „Wir haben Liebeskummer“. Sie versuchen auf diese Art und Weise die Distanz zwischen ihnen und ihren Kindern aufzuheben. Hierbei handelt es sich um Eltern, welche die Ablösung und Trennung zu ihren Kindern nicht verkraften können und deswegen versuchen, an ihnen festzuhalten.

Eine andere Variante bindender Eltern sind Eltern, welche ihre Kinder versuchen zu kontrollieren und daher in vielen Punkten absichtlich einschränken. Auch dies geschieht keineswegs aus bösem Willen, sondern erneut aus der Angst der Eltern, ihre Kinder gehen zu lassen. Sie sehen die Verselbstständigung der Kinder als eine Bedrohung und versuchen ihr entgegenzuwirken, indem sie zum Beispiel die Nutzungs- und Ausgehzeiten der Kinder streng kontrollieren, ihnen einen bestimmten Klamotten- oder Musikstil aufzwingen möchten oder ähnliche kontrollierende Maßnahmen ergreifen.

Zweitens spricht man häufig von Eltern, welche die Ablösung ihrer Kinder zwar zulassen, aber trotzdem unterbewusst ihnen Wünsche weitergeben. Dies geschieht durch verschiedene Erwartungen, denen das Kind oft unterschwellig ausgesetzt ist. Zum Beispiel geschieht dies dadurch, dass der Pubertierende schon ein großes Interesse an einem bestimmten Studium oder einen bestimmten Traumjob in Gedanken hat, seine Eltern erwarten von ihm jedoch, dass er das Familienunternehmen übernimmt. Auch wenn dies selten offen gesagt wird, so wird dieser Wunsch durch unterschwellige Aussagen recht deutlich.

Oder aber das Kind darf zwar eigenständig sein, aber die Eltern erwarten über jedes noch so kleinste Ereignis informiert zu werden. Diese Eltern haben wahrscheinlich das Gefühl, sie würden ihr Kind Freiheiten überlassen und loslassen können, doch in Wirklichkeit wird die Verselbstständigung durch das ständige Nachfragen, unterschwellige Botschaften und ein generelles übergroßes Interesse geradezu behindert. Infolge dieses Verhaltensmusters der Eltern entwickelt das Kind quasi ein „chronisch“ schlechtes

Gewissen, denn es fühlt sich stets so, als schulde es seinen Eltern noch etwas.

Die Gegenseite der Nicht-loslassen-könnenden Eltern bilden schließlich die ausstoßenden Eltern. Bei diesen lässt sich ein desinteressiertes bis nahezu vernachlässigendes Verhalten erkennen. Sie überlassen ihrem Kind die Verantwortung bereits viel zu früh und zeigen auch wenig Beteiligung am Leben ihrer Kinder. Nicht selten werden Jugendliche in dieser Situation dazu genötigt, schnell erwachsen zu werden und schon früh Entscheidungen zu treffen, die sie alleine noch gar nicht treffen könnten. Dieser Elterntyp reagiert meist erst dann, wenn er von außen dazu gedrängt wird, etwas für sein Kind zu tun; zum Beispiel wenn das Bußgeld durch das ständige Schulschwänzen droht, oder das Jugendamt eine Heimeinweisung für sinnvoll hält. Natürlich verlangen Jugendliche mit dem Heranwachsenden ein gewisses Maß an Unabhängigkeit, aber sie brauchen trotzdem – auch wenn sie es vielleicht manchmal nicht zugeben möchten – die Begleitung durch das Leben durch ihre

Eltern. Ist diese nicht gegeben, sorgt das dafür, dass das Kind sich selbst als überflüssig und wertlos sieht.

Weiterhin gibt es neben diesen groben Verhaltensmustern sogenannte „Beziehungsfallen", welche das Zusammenleben zwischen Eltern und Kindern deutlich erschweren und belasten und daher vermieden werden sollten.

Stetige Kontrolle während der Erziehung ist ein wahrer Teufelskreis. Dieser wird jedoch in den meisten Fällen von den Eltern ausgelöst und ist daher zumindest von Ihrer Seite aus recht vermeidbar. Bei Misstrauen und Verunsicherung neigen Eltern – vor alle während der Pubertät – schnell dazu, Distanz Geheimnisse zu ihren Kindern verhindern wollen. Dies führt zu einer verstärkten Kontrolle (z. B. der Tasche, des Zimmers oder des Handys), was jedoch darin resultiert, dass der Jugendliche eine verstärkte Abwehr zu dieser Kontrolle aufbaut und öfter anfängt, Grenzen zu überschreiten. Doch daraus resultiert erneut noch verstärkte Kontrolle von der Seite der Eltern. Dieser Teufelskreis kann im schlimmsten Fall darin enden, dass Machtkämpfe die Atmosphäre zuhause beherrschen und es schließlich zu räumlichen Trennungen wie einem Internat oder einem Heim kommen muss.

Es kann aus verschiedenen Gründen dazu kommen, dass Eltern anfangen, den Kontakt und die Auseinandersetzung mit ihren Kindern zu vermeiden. Dieses Verhalten entsteht beispielsweise aus Resignation, Enttäuschung und Überforderungen, aber genauso aus Angst vor den Kindern oder einer grundsätzlich mangelnden Bereitschaft. Da Eltern in dieser Situation trotzdem Bescheid über ihre Kinder haben möchten, versuchen sie, ihre Informationen über Umwege zu erlangen. Kinder bemerken das allerdings schnell und antworten mit Provokationen und versuchen somit, ihre Eltern in eine Auseinandersetzung zu zwingen. Als Eltern werden Sie nicht daran vorbeikommen, auch sinnfreie Inhalte zu diskutieren zu müssen.

Der pubertäre Unmut, unter dem viele Jugendliche leiden, wird in einem großen Maß vor allem an den

Eltern ausgelassen. Einmal in einen heftigen Konflikt verwickelt, kommt es nicht selten dazu, dass Jugendliche zu verbalen Attacken greifen („blöde Kuh!" „Idiot!" „Ich hasse dich!"). Als Eltern sind Sie in dieser Situation verständlicherweise sehr verletzt und ziehen sich gekränkt aus dem Konflikt zurück. Und auch wenn diese Reaktion wohl für jeden nachvollziehbar ist, so möchte ich Sie dazu bitten, die Provokationen Ihres Jugendlichen nicht allzu ernst zu nehmen. Meist sehen diese schon Sekunden, nachdem der Ausdruck gefallen ist, ein, wie unangemessen und verletzend dieser war und bekommen ein schlechtes Gewissen. Zudem sollten Sie diese Ausbrüche nicht persönlich nehmen, denn diese verbalen Angriffe richten sich eher gegen die Erwachsenenwelt an sich und nicht gegen Sie als Eltern.

Was schließen wir also aus diesen „No-Go's"?
Lassen Sie den Jugendlichen jugendlich sein und bleiben Sie selbst erwachsen (auch wenn Sie dadurch

Provokationen ernten werden) und ein guter Stützpunkt.

Versuchen Sie nicht ein bester Freund/eine beste Freundin Ihres Kindes zu werden.

Fürchten Sie sich nicht vor Auseinandersetzungen und meiden Sie nicht den Kontakt zu Ihrem Kind.

Achten Sie darauf, dass die Regeln die Sie aufstellen, altersangemessen sind. Seien Sie flexibel und lassen Sie Ihrem Kind genügend Freiheiten.

Mischen Sie sich nicht in die Musik, Hobbys oder Kleidungsstil ihres Jugendlichen ein. Geben Sie Ihrem Kind die Möglichkeit, dass es bei Grenzüberschreitungen und dem Brechen der Regeln sein Vergehen wieder gut machen kann. Stellen Sie Ihr Kind nicht vor anderen bloß.

Halten Sie sich im Hintergrund, aber seien Sie trotzdem voll und ganz für Ihren Jugendlichen dar. Trauen Sie Ihrem Jugendlichen Dinge zu und fördern Sie ihn in seinen Stärken. Ironie kann oft verletzender schlagen, als man vermutet.

Sich an Orten blicken zu lassen, die Jugendliche für sich „reserviert" haben, kommt selten gut.

Die Sache mit der Aufklärung

Erinnern Sie sich noch an das erste Mal, als Ihnen ganz warm wurde und zum ersten Mal sexuelle Gefühle empfunden haben? In der Pubertät werden die Sexualhormone und –Geschlechtsteile funktionsfähig. Das bedeutet nicht nur, dass der Jugendliche jetzt einfach nur fruchtbar ist. Nein, er erfährt auch zum ersten Mal sexuelle Anziehung, er verliebt sich vielleicht zum ersten Mal so richtig, hat die erste Beziehung, und dann – das erste Mal. Aufklärung über Sex ist generell gar nicht von so großer Bedeutung. Denn da Jugendliche in der Pubertät auch anfangen, sich selbst zu berühren und zu masturbieren, kennen sie sich mit ihren eigenen biologischen Tatsachen oft schon besser aus, als Sie es vielleicht vermuten. Wichtiger sind tatsächlich eher andere

Themen – vor allem Verhütung, sexuell übertragbare Krankheiten und andere Sexualitäten als Heterosexualität werden oft vernachlässigt und die Jugendlichen haben das Gefühl, sie würden im Dunkel tappen. Aber wie spricht man denn jetzt mit seinem pubertären Kind über das Thema Aufklärung, ohne dass es für beide Seiten unangenehm wird? Wie für alle Tipps in diesem Buch sind diese natürlich keine allgemeinen Formeln, sondern lediglich Ratschläge, die bei den meisten eine gute Wirkung haben.

Wie Sie ein Aufklärungsgespräch überhaupt anfangen, hängt davon ab, wie Sie denn momentan zu Ihrem Kind stehen. Wenn das Leben zuhause momentan von zerrissenen Nerven und knallenden Türen geprägt, so ist es nicht die beste Idee, das Thema einfach mal beim Abendessen anzusprechen oder ungefragt mit Verhütungsmitteln in das Zimmer des Jugendlichen zu platzen. Die Gefühlswelt von Jugendlichen ist sehr fragil, und daher ist es auch besser, bei diesem sensiblen Thema das Kind mit Samthandschuhen langsam zu führen. Tut man das nicht, passiert es schnell, dass der Jugendliche sich in seiner Intimsphäre verletzt fühlt und dies verschlimmert einen (vielleicht ohnehin schon) angespannten Umgang. Sie sollten Ihrem Kind deutlich machen, dass Sex kein Tabuthema ist. Und selbst wenn Sie das Gefühl haben, dass Sie selbst aus unterschiedlichsten Gründen Ihrem Kind nicht immer Frage und Antwort stehen können, dann können Sie es an verschiedenste Quellen weiterleiten, auf welchen es sich informieren kann. Ein Beispiel hierfür wäre die Seite der Bundeszentrale für gesundheitliche Aufklärung.

Ein guter Einstieg in die Thematik ist etwas, was vielen Eltern sehr schwerfällt. Dies ist auch verständlich, denn in den seltensten Fällen wird Ihr Kind selbst auf Sie zukommen und mit Fragen bombardieren. Meistens ist es sogar eher genau das Gegenteil, und sie verhalten sich während des Gespräches sehr abweisend und ablehnend. Da dieses Gespräch oft auch das Schamgefühl in dem Jugendlichen weckt, ist es ratsam, mit genug Taktgefühl an die Sache heranzugehen. Achten Sie darauf, dass Sie nicht zu sehr in die Privatsphäre Ihres Kindes eingreifen; im schlimmsten Fall wird dieses sich nämlich daraufhin komplett verschließen und für kein Gespräch mehr offen sein. Gefühle sind oft eine gute Einleitung, denn meistens hat die Sexualität bei Jugendlichen eher etwas mit Emotionen als mit Gesundheit zu tun. Fangen Sie daher doch einfach mal damit an, über die Gefühle beim ersten Mal zu sprechen.

Anders als viele Eltern glauben, ist der Sex selbst nicht das wichtigste Themenfeld der Aufklärung. Viel nützlicher ist es eher, die folgenden Fragen zu beantworten: Wie schütze ich mich vor Schwangerschaft und sexuell übertragbaren Krankheiten?

Was mache ich, wenn bei der Verhütung etwas schiefläuft? Woran merke ich, dass meinem Partner gefällt was ich tue und ob er damit einverstanden ist?

Was für andere Sexualitäten gibt es?

Welche unterschiedlichen Wertvorstellungen existieren über Sexualität, Partnerschaft, etc.?

Erklären Sie Ihrem Jugendlichen, dass nicht alle Verhütungsmittel auch für junge Menschen geeignet sind. Zum Beispiel erfordern manche Methoden eine sorgfältige Kenntnis und Beobachtung des eigenen Körpers; manche Verhütungsmittel wie Zäpfchen, Gels oder Cremes gelten als unsicher und sollten nur in Kombination mit anderen Mitteln angewandt werden. Ganz wichtig ist auch, dass Sie Ihrer Tochter erklären, dass eine Pille nicht vor sexuellen Krankheiten schützt! Daher sollte immer zusätzlich ein Kondom verwendet werden.

Machen Sie Ihrem Kind klar, dass es kein Weltuntergang ist, wenn die Verhütung einmal nicht so funktioniert, wie sie sollte. Dies passiert den meisten Menschen mindestens einmal im Laufe ihres Lebens und kann durch Mittel wie die Pille danach in den häufigsten Fällen auch nach dem Sex noch vor einer Schwangerschaft schützen. Erwähnen Sie außerdem unbedingt, dass Ihr Kind sich mit diesem Thema nicht vor Ihnen schämen muss und bei Problemen immer mit Ihnen darüber sprechen kann.

Entgegen der Sorge zahlreicher Eltern ist die Aufklärung gar nicht so ein großes Thema. Vieles lernt das Kind bereits aus eigener Erfahrung; sei es durch Schule, Freunde oder Medien. Trotzdem bleibt es von großer Wichtigkeit, mit Jugendlichen über „versecktere“ oder Tabuthemen zu sprechen und bewusst aufzuklären, damit diese ihre neu entdeckte Sexualität ohne große Sorgen und Bedenken ausleben können.

Wie übermittle ich meiner pubertären Tochter Zuneigung?

In der Pubertät scheint es so, als möchte der trotzige Nachwuchs nur noch für sich selbst sorgen. Er tut so, als bräuchte er gar keine Eltern mehr, die ihm irgendetwas vorschreiben, denn im Grunde sei er ja sowieso schon erwachsen. Hinter dieser groben Umgangsart, die viele Teenager zutage liegen, versteckt sich aber trotzdem ein starkes Bedürfnis nach Zuneigung und

Halt der Eltern. Wie können Sie also Ihrem Sturkopf Zuneigung übermitteln, ohne dass es ihm wieder „peinlich“ ist? Oft empfinden Jugendliche die liebevollen Gefühle Ihrer Eltern nicht als das, was sie sein sollen – ein Ausdruck der Zuneigung – sondern als besserwisserisch und bevormundet. Auch wenn alle Eltern immer nur das Beste für ihre Kinder wollen, so können diese das vor allem in der Pubertät nicht immer sehen. Wenn dann die Mutter auf ihren Teenager zukommt und sagt: „Hey, schau mal, ich habe gesehen, dass du in Mathe ein bisschen nachgelassen hast. Du solltest daran arbeiten, denn das ist wirklich wichtig für deine Zukunft“, dann ist es nicht unwahrscheinlich, dass der Jugendliche plötzlich in Frustration ausbricht und zurück schreit: „Du hast gut reden, du hast den ganzen Scheiß ja schon hinter dir!“ In solchen Situation fühlen sich die Kinder oft nur als ein Objekt, das die Erwartungen seiner Eltern erfüllen soll – und verstehen nicht, dass die Aussage eigentlich nur gut gemeint ist. So etwas muss gar nicht ausgesprochen werden, denn solche Botschaften werden häufig nonverbal vermittelt, auch wenn es vielleicht gar nicht die Absicht ist. Ein pubertäres Kind braucht die Bestätigung seiner Eltern, dass diese auch ein wirkliches Interesse an ihrer Persönlichkeit, ihrem Denken und ihrem Fühlen haben. Hierfür müssen die Eltern offen sein; dies geschieht zum Beispiel durch offene Gespräche, wirklich interessierte Fragen (und nicht nur „Wie war's denn heute in der Schule?") Und eine Neugier der Eltern was ihr Kind wirklich fühlt und denkt, ohne immer mit einem lösungsorientiertem „Aber" entgegenzukommen. Sind diese Dinge nicht gegeben, so empfindet der Jugendliche schnell einen eigentlich gut gemeinten Ratschlag als Vorwurf; es folgt eine stetige Entfremdung zwischen Eltern und Jugendlichen.

Um herauszufinden, was ihr Kind wirklich braucht, ist es wichtig, eine offene und ehrliche Sprache zu beherrschen. Denn besonders in der Pubertät leidet die Kommunikation zwischen Eltern und Kind schnell stark. Gespräche, bei denen sich alle verstanden, gehört und gesehen fühlen, werden immer seltener. Ein besonders negatives Beispiel ist es, wenn die Eltern nach der Ankündigung „Wir müssen einmal ein ernstes Wörtchen miteinander reden“ ihr Kind einem belehrenden Monolog aussetzen. Da dauert es kaum eine halbe Minute, bis das Kind auf Durchzug schaltet und einfach nur hofft, dass das „Gelabere“ schnellstmöglich ein Ende hat. Ein klares Gespräch mit einem Jugendlichen braucht persönliche Sprache. Dazu gehört, dass man alles aus seinem Vokabular streicht, was auf zwei Arten verstanden werden soll; Kinder hören dann nämlich stets nur das Negative heraus. Oder aber die Jugendlichen haben gar keine Lust, mehr die Botschaften ihrer Eltern zu entschlüsseln, und reagieren mit Schweigen. Dies sehen die Eltern dann wieder als abweisendes Verhalten und der Teufelskreis schließt sich.

Persönliche Sprache ist eigentlich sehr simpel. Ich will, ich will nicht. Ich mag, ich mag nicht. Ich will haben, ich will nicht haben. Spricht man in Ich-Botschaften, so ist die Chance, dass die Sprache belehrend oder kritisierend wirkt, verschwindend gering.

Denn sie drückt aus, was wirklich die Gefühle sind, die Sie empfinden. Zu dieser Sprache gehört auch, dass Sie auf Ironie, Sarkasmus, Bloßstellungen und Abwertungen Ihres Kindes komplett versichern. Diese streuen pures Gift in Ihr Verhältnis zueinander und werden von Ihrem Kind Ihnen sehr übel genommen. Wichtig ist auch vor allem, dass Sie sich bei Ihrem Kind entschuldigen, wenn Sie einen Fehler gemacht haben. Und am besten nicht erst dann, wenn bereits alles zu spät ist und in Trümmern liegt. Warten Sie nicht auf den letzten Moment, bis endgültig feststeht, dass Sie der Hauptbeteiligende an der Situation waren.

Was passiert denn eigentlich mit den Eltern?

Nicht nur Kinder, sondern vor allem auch für Eltern ist die Pubertät ein anstrengender Zeitraum, der voller Veränderungen steckt. Es fühlt sich wie eine Art Abschied vom eigenen Kind an und ist eine sehr emotionale Zeit, auch für Mutter und Vater. Auf einmal sind sie nicht mehr die „Herren über alles“, sondern die Kinder selbst möchten bestimmen, wie sie ihr Leben leben möchten; sie hinterfragen; sie lassen sich nicht mehr alles vorschreiben.

Eltern erfahren während dieser Zeit einen Abschied von der Kindesliebe. Das Kind, das vorher noch so anhänglich war und gerne mit den Eltern gespielt hat, zieht sich zurück und möchte einfach nur seine Ruhe haben. Obwohl dies ein natürlicher Prozess der Loslösung von den Eltern ist, so empfinden viele Eltern dies verständlicherweise als sehr schmerzhaft. Als Eltern sollten Sie darauf achten, dass Sie in dieser Zeit ihre Ängste und Traurigkeit nicht auf Ihr Kind übertragen, denn diese Verantwortung der Gefühle, die den Jugendlichen aufgehalst wird, kann schnell die Entwicklung derer stören.

„Eltern durchlaufen während der Pubertät ihrer Kinder ebenfalls eine Art pubertäre Krise“, so drückt es Wolfgang Bergmann aus. Damit ist gemeint, dass auch sie lernen müssen, dass ihr Kind nicht mehr wirklich erzogen, kontrolliert und bestraft werden kann. Versucht man es dennoch, wird der natürliche Prozess der Selbstständigkeit gehemmt und dem Kind wird es noch schwerer gemacht, seine eigene, persönliche Individualität zu entdecken. Es besteht die große Angst, die Bindung zu seinem Nachwuchs zu verlieren und deswegen neigen viele Eltern dazu, sich an das Kind klammern zu wollen. Das Loslassen ist für die Eltern ein sehr emotionaler Prozess, denn sie sehen mit an, dass der Charakter des Jugendlichen für einige Jahre eine Art Einbahnstraße wird; denn wenn der Jugendliche zufrieden ist und es ihm gut geht, dann werden die Eltern kaum etwas von ihm mitbekommen. Geht es ihm schlecht, so wird er zu den Eltern zurückkehren wollen. Man könnte schon behaupten, dass es doch eine sehr undankbare Aufgabe ist; aber glauben Sie mir, wenn sie die Jahre stets das Hintertürchen für Ihr Kind offen halten und ihm bewusst ist, dass er sich immer zu Ihnen wenden kann, dann wird er Ihnen dafür – vor allem im Rückblick – sehr dankbar sein.

Es ist keine Schande, dass auch Sie mit den Nerven oft blank liegen. In diesen Momenten ist es völlig okay und sogar sehr ratsam, dass auch Sie sich ein bisschen Ruhe gönnen. Sie dürfen auch ein bisschen Zeit ohne Ihr Kind genießen – vor allem dann, wenn es in der Pubertät ist.

Schlusswort

Die Pubertät ist für alle beteiligten ein unglaublich schwieriger Prozess. Knallende Türen, gegenseitiges Anschreien, immer wieder laufen die Tränen – kurzum, alle Nerven liegen blank. Doch auch diese Zeit geht irgendwann vorbei. Versuchen Sie, nicht nur das Schlechte an der Pubertät zu sehen, denn sie ist keineswegs ein Feind für Sie – im Gegenteil. Es wäre eher beunruhigend, sollten Sie während der Pubertät nicht mit solchen Konflikten kämpfen müssen. Denn die Pubertät ist nahezu der wichtigste Schritt in der gesunden Entwicklung Ihres Kindes. Rebellion, Provokationen und das Umschmeißen der gewohnten Tagesabläufe gehören dazu, denn es lernt selbstständig zu werden. Auch wenn Ihr Kind so oft scheint, als würde es sich von Ihnen trotzig abwenden und bräuchte Sie gar nicht, so entspricht dies nicht der Wahrheit. Ihr Kind liebt Sie schließlich, und dies ändert sich auch in der Pubertät nicht, egal wie aufmüpfig es wird und das Gegenteil behauptet. Nehmen Sie dies mit Humor und sehen Sie mit Freuden auf die Zeit, nachdem Ihr Kind endlich ganz aufgewachsen ist. Bleiben Sie bei aller Verzweiflung positiv. In einigen Jahren werden Sie und Ihr Kind lachend auf diese Zeit zurückblicken.

Dieser Ratgeber ist lediglich ein Leitfaden. Er ist kein Kochrezept, welches Schritt für Schritt durchgegangen werden sollte, sondern eine Inspiration, eine Ansammlung an Ratschlägen, die aber nicht auf jeden zutreffen müssen. Ich hoffe, Sie können mithilfe dieses Buches nun Ihr Kind und sein „unmögliches

Verhalten“ besser nachvollziehen und haben Ideen, wie Sie es durch die anstrengende Pubertät begleiten können. Und nicht vergessen: In einigen Jahren ist der ganze Spuk vorbei!

Informationen verursacht wurden, sind Haftungsansprüche gegen den Autor grundsätzlich ausgeschlossen. Ausgeschlossen sind daher auch jegliche Rechts- und Schadensersatzansprüche. Dieses Werk wurde mit größter Sorgfalt nach bestem Wissen und Gewissen erarbeitet und niedergeschrieben. Für die Aktualität, Vollständigkeit und Qualität der Informationen übernimmt der Autor jedoch keinerlei Gewähr. Auch können Druckfehler und Falschinformationen nicht vollständig ausgeschlossen werden. Für fehlerhafte Angaben vom Autor kann keine juristische Verantwortung sowie Haftung in irgendeiner Form übernommen werden.

Impressum

2020
1. Auflage

Kontakt: Anja Drees
Lilienweg 50
44689 Bochum

Printed in Poland
by Amazon Fulfillment
Poland Sp. z o.o., Wrocław

13151976R00057